非传统血管健康危险因素管理策略
——2019 专家观点

NON–TRADITIONAL VASCULAR HEALTH RISK FACTORS MANAGEMENT STRATEGY

2019 Experts Viewpoint

主编机构

中国医药教育协会血管医学专业委员会

中日医学科技交流协会心脏和血管医学专业委员会

中国研究型医院学会移动医疗专业委员会

吴阶平医学基金心脏和血管医学专家委员会（筹）

中国心脏与血管健康学院

北京大学医学部血管健康研究中心

主编

王宏宇

Amir Lerman

北京大学医学出版社

FEICHUANTONG XUEGUAN JIANKANG WEIXIAN YINSU GUANLI CELÜE——2019 ZHUANJIA GUANDIAN

图书在版编目（CIP）数据

非传统血管健康危险因素管理策略：2019专家观点 / 王宏宇，（美）艾米尔·乐曼（Amir Lerman）主编 . — 北京：北京大学医学出版社，2020.7

ISBN 978-7-5659-2202-2

Ⅰ. ①非… Ⅱ. ①王… ②艾… Ⅲ. ①心脏血管疾病 - 诊疗 ②脑血管疾病 - 诊疗 Ⅳ. ① R54 ② R743

中国版本图书馆 CIP 数据核字（2020）第 096377 号

非传统血管健康危险因素管理策略——2019专家观点

主　　编：王宏宇　Amir Lerman
出版发行：北京大学医学出版社
地　　址：（100191）北京市海淀区学院路38号　北京大学医学部院内
电　　话：发行部 010-82802230；图书邮购 010-82802495
网　　址：http://www.pumpress.com.cn
E-mail：booksale@bjmu.edu.cn
印　　刷：北京信彩瑞禾印刷厂
经　　销：新华书店
责任编辑：陈　奋　张立峰　**责任校对**：靳新强　**责任印制**：李　啸
开　　本：787 mm×1092 mm　1/32　**印张**：2.25　**字数**：65千字
版　　次：2020年6月第1版　2020年6月第1次印刷
书　　号：ISBN 978-7-5659-2202-2
定　　价：18.00元

主篇简介

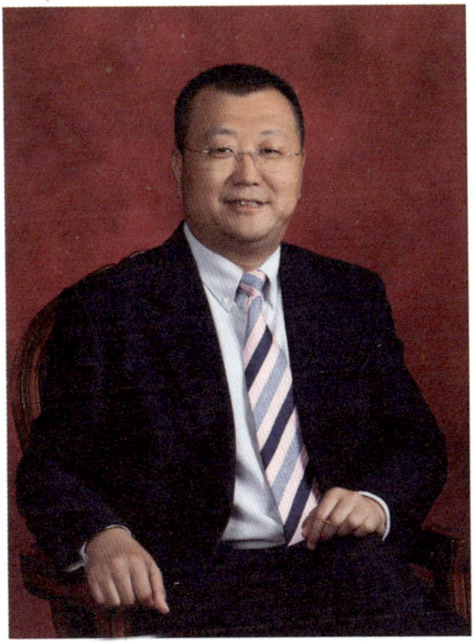

王宏宇，1967 年 12 月出生，山西大同人，医学博士，北京大学教授，心脏和血管医学专业主任医师，博士生导师。1989 年 4 月加入中国共产党，1990 年 8 月毕业于山西医科大学临床医学系获学士学位，2000 年毕业于上海交通大学医学院，获内科学博士学位，2000—2002 年在北京大学人民医院完成博士后研究并在心血管内科工作。现任北京大学医学部血管健康研究中心主任，北京大学医学部血管疾病社区防治中心主任，北京大学临床研究所心脏和血管健康研究中心主任，分子心血管学教育部重点实验室特聘教授，北京大学医学部睡眠医学中心和北京大学睡眠研究中心专家委员会委员，北京大学首钢医院副院长兼血管医学中心主任，血管医学、全科医学教研室主任，北京大学医学部“血管医学”、北京大学“血管探秘”课

程负责人，中国医药教育协会血管医学专业委员会主任委员，中国国际血管医学大会主席，国际血管健康学会中国分会主席。

主要从事冠心病、高血压及血管病变早期检测和早期预防，血管疾病临床药物和介入诊治，血管生物学及相关转化医学和人工智能心血管疾病预警的研究工作。2004年作为卫生部十年百项计划“血管病变早期检测技术推广”项目负责人，在国际上率先提出血管病变早期检测系统，组织制订了国际上第一个血管病变早期检测技术应用指南，并在全国推广实施，同年发起举办中国国际血管医学学术年会并担任大会主席。2008 年起担任中美血管医学论坛中方主席，并将中国的血管病变早期预防经验介绍至欧美国家。2010 年 4 月创建了我国第一家血管医学专业临床诊疗中心——北京大学首钢医院血管医学中心，确立了我国三级医院、二级医院与社区卫生服务中心密切协作的血管疾病综合防治新模式。2011 年和 2019 年分别主持我国针对血管健康管理与预后心血管疾病关系的人群队列研究和多中心临床干预研究。2011 年 6 月代表北京大学医学部在国内医学院校中率先开设“血管医学”专业课程，2012 年主持发布了中国《血管医学学科发展蓝皮书》，2014 年 9 月，“血管探秘”课程正式作为北京大学公选课在我国综合性大学中开设。2014 年 9 月率先在我国倡导建立以“血管为中心”，预防、治疗、康复三位一体的心血管专科医院发展模式。2019 年在北京大学医学部领衔成立了多学科参与的血管健康研究中心。目前已发表学术文章 240 余篇，其中 SCI 收录文章 30 余篇。主编我国第一部血管医学领域专著《血管病学》和中国血管健康科普系列丛书（共 8 册）。主编《血管病学》、主译《血管医学》等著作10余部。担任全军“十一五”科技攻关项目“血管早期病变基础与临床”项目负责人。主持和负责北京市卫生行业自主创新专项、国家重点研发计划和教育部“智能化的血管医学教学辅助系统的研发”等项目。北京市优秀人才，北京大学医学部优秀教师，首届北京大学“临床医疗奖”获得者。目前担任国际血管健康学会执行委员会委员，国际血管健康学会中国分会主席，美国高血压学院院士，中日医学科技交流协会心脏和血管医学专业委员会主任委员，中国心脏和血管健康学院院长，中华医学会北京心血管病学分会血管医学学组副组长，中国研究型医院学会移动医疗专业委员会委员，北京医学伦理学会理事，北京医师协会睡眠医学专家委员会委员，北京市劳动能力鉴定委员会委员，科技部国家重点专项评审专家，北京市高级卫生技术职务评审专家，北京市自然科学基金项目评审专家，北京大学医学出版基金委员会委员。担任《中国循环杂志》《中华心血管病杂志》、*Vascular Health and Risk Management* 等国内外多家专业杂志编委。

编委名单

主编：

王宏宇（北京大学首钢医院，北京大学医学部血管健康研究中心）

Amir Lerman（美国梅奥诊所）

编委会委员（按姓名汉语拼音排序）：

邓春华（中山大学附属第一医院）

范振兴（首都医科大学宣武医院）

房　芳（首都医科大学附属北京安贞医院）

高　和（空军总医院）

耿庆山（广东省人民医院）

郭　兰（广东省人民医院）

郭建军（首都体育学院体医融合促进中心）

Jean Paul Rocca（法国尼斯大学牙科学院）

Kenji Takazawa（日本东京医科大学）

李　静（首都医科大学宣武医院）

刘贵华（中山大学附属第六医院）

刘天虎（成都市郫都区人民医院）

马　欢（广东省人民医院）

Naim Shehadeh（以色列兰巴姆医科大学）

秦彦文（首都医科大学附属北京安贞医院）

Rodney Horton（美国德州心律失常中心）

王吉云（首都医科大学附属北京同仁医院）

王左敏（首都医科大学附属北京朝阳医院）

Yasushi Matsuzawa（日本横滨市立医院）

张存泰（华中科技大学同济医学院附属同济医院）

张学武（北京大学人民医院）

学术秘书：蒋姗彤（北京大学首钢医院）

前言

血管相关的心、脑、外周血管系统疾病对人类的危害持续不减，改变上述现状需要颠覆我们以往仅关注传统常规心血管危险因素的诊疗模式。以血管健康作为实现全民健康的突破口之一受到越来越多的关注与重视。随着 2015 年北京血管健康分级（Beijing Vascular Health Stratification，BVHS）系统的提出，对心脑血管疾病的管理理念亦发生根本性变化，以血管健康系统评估和全生命周期管理为特征的从“疾病治疗”转变成为“健康管理”的模式诞生。目前认为，心脑血管疾病开始的初始阶段是血管的损伤，而目前评估血管损伤结构学和功能学的指标，多体现在传统的危险因素如血压、血脂等的长期积累效应。实际上，以往未得到足够重视或未能被识别的危险因素对血管结构或功能的影响亦不容忽视。在诸多血管医学或相关专业专家学者的长期大量研究及实践中发现，多个系统的疾病状态、亚健康乃至健康状态均能影响人体的血管健康，如睡眠情况、精神压力、运动方式等，均为血管健康的非传统危险因素。2019 年 6 月在北京召开的第十六届中国国际血管医学大会（CCVM2019）期间，我邀请与会的国内外专家就此专题进行了讨论。此书集合了血管医学专业及相关非传统危险因素如睡眠专业、口腔专业、运动专业和免疫等多个领域的各国专家及学者，分享目前关于非传统血管健康危险因素管理策略的一些观点，旨在为血管相关疾病的防控提供新的思路，开阔新的视野。

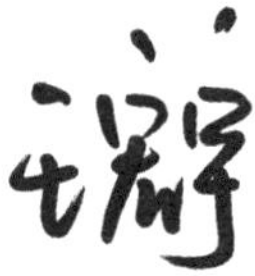

中国医药教育协会血管医学专业委员会　主任委员
中日医学科技交流协会心脏和血管医学专业委员会　主任委员
吴阶平医学基金会心脏和血管医学专家委员会（筹）主任委员
中国心脏与血管健康学院　院长
北京大学医学部血管健康研究中心　主任
北京大学首钢医院副院长兼血管医学中心主任

2019 年 7 月 17 日

目　录

《中国血管健康评估系统应用指南》（2018 第三次报告）确立了以血管健康为核心的全新心脏和血管健康全生命周期管理的理念[1–2]。像中国这样的人口大国，地域发展和医疗资源不平衡，血管健康的管理为群体防治心脏和血管疾病提供了新思路，为中国的血管相关慢病防控提供了新模式。多数心脏和血管疾病是由传统危险因素与非传统危险因素导致的慢性疾病。除传统危险因素外，非传统和未知危险因素对动脉粥样硬化性疾病的发生、发展也具有重要的影响，并在危险因素和治疗方面存在显著的个体异质性。仅识别和量化传统危险因素，对于评估每位患者的风险是不完善的。2010 年开始的针对北京京西人群的血管病变研究（Beijing Vascular Disease Patients Evaluation Study，BEST 研究）显示，高血脂和高尿酸等非传统的危险因素对心血管事件的预后影响显著[3–5]。因此，认识和关注非传统危险因素，如：尿酸、牙周疾病相关的免疫反应促发血管损伤、睡眠障碍与血管损伤，营养及运动对血管健康的促进效应，以及维护血管健康对男性性功能和痴呆预防等新型交叉领域的价值，无疑开启了从传统危险因素背景下的心血管疾病防治转向以血管健康管理为核心的心脏和血管管理新时代。

一、北京血管健康分级法的提出和意义

北京血管健康分级法（Beijing Vascular Health Stratification，BVHS）在传统的危险因素基础之上，叠加了血管结构性和功能性评价指标，包括对血管内皮功能和动脉僵硬度的无创测定[6]。血管内皮具有维持血管稳态和调节血管功能的重要作用，应用无创技术评价前臂血流介导的血管舒张

功能已广泛用于评估血管内皮功能。因此，直接将血管作为评估靶点，实现了对心脏和血管疾病从早期评估到终末期康复的个体化精准医疗。在第十六届中国国际血管医学大会（CCVM 2019）期间启动的 EndoFIND（Endothelial function guided therapy in patient with non obstructive coronary artery disease，Endo Study）睡眠与血管内皮功能研究（北京大学临床研究所 – 美国梅奥诊所血管内皮功能指导下治疗非阻塞性冠状动脉疾病的研究），将为心血管传统和非传统危险因素管理在对血管健康方面的影响提供证据。国外相关的心血管风险评分系统，大多应用传统的危险因素分级，过去对于心脏冠状动脉的评估主要依靠结构性血管狭窄，而许多冠状动脉无明显狭窄的患者发生严重急性冠状动脉血管事件亦很常见，提示心血管事件并非完全来源于血管狭窄严重的患者。因此，血管的结构和功能综合评估，以及血管健康系统维护对于预防心脑血管疾病至关重要。

应用北京血管健康分级法（BVHS），评价该新的分级标准对于心血管事件的评估价值及其预测价值，对不同分级标准的人群进行个体化干预，预防心脏和血管主要不良事件的发生。BVHS 分级标准，整体从血管功能和结构方面综合评估全身血管床，早期无创检出亚临床血管性病变，早期干预，终身进行血管健康管理，从而降低心脑血管疾病的发病率和死亡率。

只有确立持续一生的健康生活方式，才能有效预防血管病变和心力衰竭等心血管事件。因此，应建立多学科专业专家参与的管理团队，提供多方位的个体化服务治疗策略。全人群血管健康评估极为重要，40 岁以下的人群至少评估一次，40 岁及以上的人群应每年进行一次标准化的血管健康评估，并预测其未来 10 年的心血管疾病风险，以此来指导预防和治疗。

自 2015 年首次提出 BVHS，到 2018 年《中国血管健康评估系统应用指南》（2018 第三次报告）[1] 发布后的实践应用表明，血管健康的系统管理对于心脏和血管健康能够发挥重要作用，使以血管为中心进行评估和管理成为可能，这改变了以血管病变的终末期结构性病变为关注焦点的模式。

为了进一步方便临床，特将 2018 BVHS 补充修订如下：

- Ⅰ级　正常：结构和功能均正常。
- Ⅱ级　动脉内皮功能障碍：无影像学证实的粥样硬化［FMD≤10% 和（或）RHI<1.67］。
- Ⅲ级　动脉僵硬期：无影像学证实的粥样硬化（CF-PWV>9 m/s，CAVI>9）。
- Ⅳ级　结构性血管病变早期：影像学证实的动脉粥样硬化管腔狭窄 <50%。
    - ■ Ⅳ a　动脉弹性和（或）内皮功能正常［CF-PWV≤9 m/s 和（或）CAVI≤9；FMD>10% 和（或）RHI≥1.67］。
    - ■ Ⅳ b　动脉弹性和（或）内皮功能降低［CF-PWV>9 m/s 和（或）CAVI>9；FMD≤10% 和（或）RHI<1.67］。
- Ⅴ级　结构性血管病变中期：影像学证实的动脉粥样硬化管腔狭窄 50%~75%
    - ■ Ⅴ a：动脉弹性和（或）内皮功能正常［CF-PWV≤9 m/s 和（或）CAVI≤9；FMD>10% 和（或）RHI≥1.67］。
    - ■ Ⅴ b：动脉弹性和（或）内皮功能降低［CF-PWV>9 m/s 和（或）CAVI>9；FMD≤10% 和（或）RHI<1.67］。

- Ⅵ级　结构性血管病变晚期：影像学证实的动脉粥样硬化管腔狭窄 >75%（心、脑、肾、下肢血管）。
  - Ⅵ a：动脉弹性和（或）内皮功能正常［CF-PWV≤9 m/s 和（或）CAVI≤9；FMD>10% 和（或）RHI≥1.67］。
  - Ⅵ b：动脉弹性和（或）内皮功能降低［CF-PWV>9 m/s 和（或）CAVI>9；FMD≤10% 和（或）RHI<1.67］。
- Ⅶ级　临床血管事件期（需紧急住院）：血管性猝死、急性冠状动脉综合征、脑血管意外、下肢动脉闭塞。

备注：CF-PWV（carotid-femord pulse wave velocity），颈 - 股动脉脉搏波传导速度；CAVI（cardio-ankle vascular index），心踝血管指数；FMD（flow mediated dilation），肱动脉血流介导的血管舒张功能；RHI（reative hyperemia index），反应性充血指数。

二、血管健康与衰老

血管是身体各器官系统的重要组成部分，血管衰老是引起人体各器官系统衰老的重要病理、生理基础。衰老的血管在形态学上表现为胶原纤维沉积增加，弹性纤维增加且无序，平滑肌细胞排列紊乱，内膜增厚；在功能上表现为僵硬度增加，对血管舒张因子的敏感性降低，对血管收缩因子的敏感性增加，血管新生能力降低。血管衰老将增加高血压和动脉粥样硬化的易感性。

血管衰老是血管内皮细胞和平滑肌细胞衰老的结果。细胞的衰老受环境和基因相互作用调节。就细胞本身而言，两种血管细胞在体内可能经历复制型衰老和诱导型衰老。复制型衰老可能是因为血管的损伤和修复引起的细胞分裂所致，而诱导型衰老可能与血液中有害组分的积累相关。在血管组织层面，祖细胞可能参与损伤及衰老细胞的更替；如果祖细胞枯竭，而内皮细胞和平滑肌细胞自我更新能力降低，可能导致血管的衰老[7]。

随着年龄增长，血管的结构和功能发生改变，这些改变的累积构成了血管衰老的基础。衰老虽然不可逆转，但早期发现血管早衰、早期干预是防治心脑血管疾病的新方向。目前，基于人体特性，已开发出用于评估外周血管内皮功能的非侵入性的评估方法。外周血管内皮功能与冠状动脉内皮功能密切相关，其具有相似的预后价值。非侵入性外周血管内皮功能评估的独立预后价值已经在几种不同研究人群中被报道，如冠状动脉疾病，心电图 ST 段抬高心肌梗死和心力衰竭。此外，几项荟萃分析亦在一级和二级预防环境中证实了这一点。值得注意的是，大多数的研究显示，干预心血管危险因素对血管内皮功能和临床结果具有一致的影响，血管内皮功能障碍的改善与未来心血管事件的风险降低有关，表明两者之间存在联系，血管内皮功能的可逆性反映了人体在即刻存在的致病风险。因此，血管内皮功能指导策略是可行的，并且有益于发现更多适用于改善血管内皮功能的药物。

常用评价方法

（一）踝臂指数

踝臂指数（ankle-brachial index，ABI）是踝部最高血压与上臂最高血压的比值，主要反映下肢动脉粥样硬化狭窄和阻塞情况。正常情况下，踝部动脉收缩压比肱动脉高。

ABI 检测方法：测试对象在休息 10 分钟后取仰卧位，以多普勒超声法或示波法，在袖带充放气时测量双侧肱动脉收缩压并取平均值，若两侧血压差值大于 10 mmHg，则以高值为肱动脉收缩压；分别测量双侧胫后动脉或足背动脉的收缩压，并取其较高值。ABI= 同侧胫后动脉和足背动脉收缩压中的较高值 / 肱动脉收缩压，分别计算出左右两侧的 ABI 值。

ABI 正常值参考范围：0.9~1.3，ABI≤0.9 时可诊断外周动脉疾病。

（二）血管内皮功能的评估和检测

1. 有创的血管内皮功能检测方法

在冠状动脉或外周动脉内直接注入血管活性药物，测量动脉内径的变化以直接评估血管对一氧化氮（NO）的反应，是目前血管内皮功能检测的“金标准”。评价心外膜冠状动脉内皮功能具体方法是：经导管向冠状动脉内注入乙酰胆碱等血管活性物质，引起内皮依赖的血管舒张，使用多普勒导丝测冠状动脉血流，从而评价冠状动脉的内皮功能。当心外膜动脉内皮功能受损时，乙酰胆碱对血管内皮功能的舒张作用降低，反而由于乙酰胆碱对血管平滑肌的直接作用，引起血管收缩。

2. 无创的血管内皮功能检测方法

主要有肱动脉血流介导的血管舒张功能（flow-mediated dilation，FMD）和反应性充血指数（reactive hyperemia index，RHI）等。其机制为通过诱导反应性充血使动脉血流量增加，导致对血管壁的切变应力上升，从而促使内皮细胞释放一氧化氮，使血管扩张。FMD 主要反映的是大血管舒张功能，而 RHI 主要反映微血管舒张功能。

FMD 检测方法：患者休息至少 5~10 分钟，平卧位，手臂持续保持固定，用 7.0 MHz 的超声探头，置于鹰嘴上 2~15 cm，显示肱动脉的长轴切面。首先进行安静时血管内径的测量，之后以血压计袖带进行血流阻断（设定压力为收缩压 +50 mmHg 或 200~300 mmHg），5 分钟后迅速放气，再测量同一部位血管内径（即刻 /1 分钟 /3 分钟），所有的测量均在舒张末期进行。FMD 结果的计算公式为：FMD（%）=［最大血管直径（mm）– 安静时血管直径（mm）］/ 安静时血管直径（mm）×100%。FMD 正常值为≥10%，结果 <10% 时，存在血管内皮功能障碍。

RHI 检测方法：患者平卧，应用 Endo-PAT 2000 血管内皮功能检测仪，将探头嵌套于被检者双手示指前端，将标准袖带束于左侧肱动脉肘关节上 2 cm 处，首先采集双侧示指 5 分钟的基线张力数据，随后袖带充气阻断左侧肱动脉血流 5 分钟并同步采集双侧示指数据，最后将袖带快速放气，双侧示指同时采集快速放气过程中增强的张力信号，由计算机软件对阻断前后信号幅度比值进行计算，再根据另一侧对照数据对检测结果进行修正，得出 RHI 值。1.67 为 RHI 临界值（对应的 lnRHI 值为 0.51），如果受测者的 RHI 分值低于 1.67，表示其血管内皮功能障碍。

（三）动脉粥样硬化评估

动脉粥样硬化是动脉硬化中最主要、最常见的一种，主要表现为动脉壁的脂肪性退化，形成动脉粥样斑块，导致管腔狭窄，同时也可引起血管壁的机械功能障碍。动脉硬化主要表现为血管壁弹力板退化、内中膜增厚，不仅导致管腔狭窄，还可引起血管收缩和舒张功能的异常。以动脉粥样硬化和动脉硬化为典型特征的动脉血管结构与功能病变是心肌梗死、脑卒中等心脑血管疾病的共同病理学基础。目前临床上对动脉评估技术主要有以下几种：

1. 动脉弹性功能评估

（1）测量动脉的脉搏波传导速度（puise wave velocity，PWV）。

（2）通过进行脉搏波波形分析，计算反射波增强指数（Augmentation index，AI）。

（3）使用超声成像手段，直接检测某个特定动脉管壁的可扩张性和顺应性。

2. 动脉结构检测

（1）使用超声成像、CT、磁共振成像等影像学手段，检测某个动脉的管壁内中膜厚度（IMT）和粥样斑块形成情况。

（2）通过测量上臂与踝部血压，计算踝臂血压比值，即踝臂指数（ABI），评估下肢动脉血管的开放情况[8]。

3. 脑动脉粥样硬化

（1）评估是否有脑动脉粥样硬化危险因素：脂代谢异常、高血压、糖尿病（血糖异常）、吸烟、遗传因素、年龄、饮酒、肥胖、运动、高同型半胱氨酸。

（2）颈动脉听诊有无阳性发现或双臂血压是否相差 <20 mmHg。

（3）颈动脉超声发现 CIMT 增厚，斑块形成；颈动脉超声及经颅多普勒超声（TCD）发现血管狭窄或闭塞等脑动脉粥样硬化表现。

（4）影像学检查（CTA/MRA/DSA/MRI 高分辨颅内 / 外血管壁成像）显示脑动脉粥样硬化改变[9]。

4. 颈动脉粥样硬化

（1）彩色多普勒超声：检测颈动脉内膜中层厚度（IMT）来确定是否有动脉粥样硬化斑块形成，用于颈动脉硬化病变的筛查。

（2）经颅多普勒超声：常与多普勒超声联合用于颈动脉狭窄的诊断。

（3）CT 血管成像（CTA）：对颈动脉狭窄的判断准确性高于多普勒超声，用于狭窄的诊断。

（4）磁共振血管成像（MRA）：可清晰显示颈动脉及其分支的三维形态和结构，并重建颅内动脉影像，判断狭窄较重的病变。

（5）数字减影血管造影（DSA）：是诊断颈动脉狭窄的“金标准”，可详细评价病变的部位、范围、程度，以及侧支形成情况[10]。

5. 冠状动脉粥样硬化

（1）冠状动脉造影（CAG）：是目前诊断冠状动脉狭窄的“金标准”。

（2）血管内超声（IVUS）：敏感性比 CAG 高，在判断斑块是否稳定上有一定的优势。

（3）光学相干断层扫描技术（OCT）：比 IVUS 更准确地反映血管壁的情况，可以更准确地检测和分类斑块。

（4）多层螺旋计算机断层摄影术（MSCT）：筛查易损斑块。

（5）磁共振成像（MRI）：对斑块进行连续多次的动态观察。

（6）核素显像：在判断斑块是否稳定上有一定的前景。

（7）血管内镜：可直接观察斑块的表面及管腔内的结构[11]。

6. 下肢动脉闭塞

（1）踝臂指数（ABI）：ABI<0.90 以下为异常。ABI 值在 0.41~0.90 时表明血流轻到中度减少，ABI 值≤0.40 时，血流严重减少。

趾臂指数（TBI）：TBI<0.7 即可诊断下肢动脉疾病。

（2）节段压力测定：准确判断患者动脉狭窄的位置。

（3）肢体双攻超声：判断下肢动脉疾病的解剖位置和狭窄程度。

（4）CT 血管成像（CTA）：判断下肢动脉病变的解剖学位置和严重狭窄。作为 MRA 禁忌患者的替代检查。

（5）磁共振血管成像（MRA）：诊断外周动脉病变的解剖位置和狭窄程度。

（6）血管造影：目前诊断下肢动脉疾病的“金标准”[12-13]。

（四）血管内皮功能紊乱的干预建议

冠脉微循环失调患者的治疗应以功能性血管造影的结果和结局为指导。目前没有旨在解决这些患者的选择治疗方案的大型随机临床试验。此外，许多试验或注重症状缓解，或注重改善生理性冠状动脉血流量。然而，很少有明显的良好治疗效果。因此，冠脉微循环失调的大多数治疗策略应该集中在主要的心血管预防原则，如减肥、饮食[14]和运动[15]。在功能性血管造影异常的患者中，治疗应参照治疗的原理机制并注意异常的部位——心外膜与微血管和血管扩张剂与非血管扩张剂治疗（图 1）。最后，应考虑建立专门的胸痛诊所，以确定胸痛评估的标准的程序和方案，建立持续和长期治疗症状的准则，并为这些患者提供统一的随访。

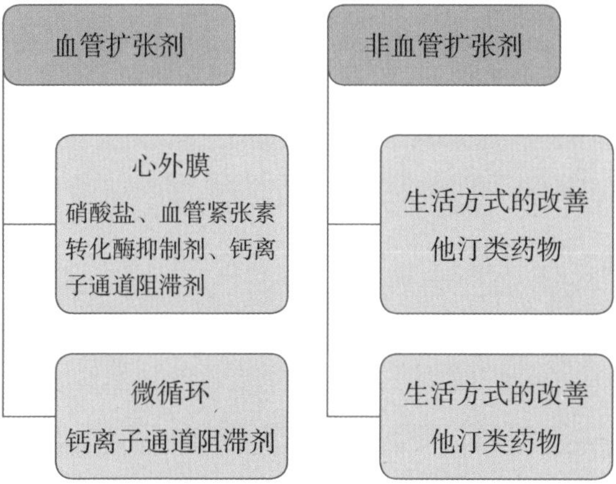

图 1 在改善心外膜和微循环方面血管扩张剂和非血管扩张剂的治疗策略

1. 非血管扩张剂

(1) 生活方式的改善——饮食和运动

有关围绕生活方式改变的症状管理和心血管事件复发的一些最直观的证据[14]包括地中海饮食[16]、减肥[17]、运动[18]、黑巧克力等食物[19]、坚果[20]、橄榄油[21]、植物性食品[22]、绿茶[23]和适度饮酒[24]。此外，已发现以运动为核心的心脏康复的治疗方案（8 周）可减轻女性冠脉微循环失调患者的症状[25]。较大的荟萃分析数据表明，在开始长达 9 个月的包括治疗在内的心理干预后，患者胸痛症状明显减轻，尽管该数据无法对双盲患者产生偏倚以及显著的异质性[26]。

(2) 他汀类药物

他汀类药物的抗高血脂、抗炎和其他多效作用使其成为对抗微血管疾病的有力的治疗策略[27]。虽然我们关于他汀类药物改善微血管功能的主要数据来源于由糖尿病引起的微血管疾病的动物和人类模型，但因为有数据支持使用他汀类药物治疗冠脉微循环失调，因此会有一些机制的交叉。此外，应该注意，相关病例的数据显示，他汀类药物对于治疗自发性冠状动脉夹层的患者可能有毒副作用[28]。小型随机对照试验显示，对于冠脉微循环失调患者使用他汀类药物 3~6 个月后，运动时间和大血管、动脉血管反应性均有所改善[29-31]。非随机数据显示，在使用普伐他汀治疗 6 个月的 6 名患者中，乙酰胆碱的有创测量冠状动脉血流量改善率达到 50%[32]。虽然没有关于症状管理或冠状动脉血流的随机试验等的相关长期数据[27]，但使用他汀类药物治疗非阻塞性冠状动脉疾病和高脂血症患者的横断面数据显示，他汀类药物具有重塑心室和改善对腺苷的血管反应性的作用[33]。

2. 心外膜血管扩张剂

（1）硝酸盐

长效口服硝酸盐几乎没有益处，因为这些药物对微循环几乎没有有益作用。一个小型比较性临床随机试验研究中得到证实，即含有硝酸盐、氨氯地平、阿替洛尔和口服异山梨醇单硝酸盐在症状缓解方面没有益处[34]。同样，在短期给予异山梨醇二硝酸酯后，未发现超声心动图评估的运动耐量表现或冠状动脉血流量有益处[34]。同样，在短期给予异山梨醇二硝酸酯后，未发现超声心动图评估的运动耐量表现或冠状动脉血流量有所改善[35]。但长效口服硝酸盐对降低前负荷，或在心脏导管插入术中存在心外膜和平滑肌依赖性的痉挛时是有益的。此外，对于具有心外膜血管痉挛的临床和生理学证据的患者，口服或皮下注射硝酸甘油可缓解血管痉挛的症状。

（2）血管紧张素转化酶抑制剂（ACEI）

ACEI 是治疗心肌梗死后患者阻塞性冠状动脉疾病或

左心室功能降低的主要因素[36-37]。通过增强血管舒张途径，减小氧化应激和改善 NO 生物利用度，对冠状动脉微循环产生了潜在有益的作用，并为治疗冠脉微循环失调提供了基础。小型临床随机试验研究显示，ACEI 具有改善心绞痛及 X 综合征患者运动能力及症状[31，38-39]的作用，使用雷米普利和喹那普利能够改善心绞痛发作的频率[38]。此外，来自 WISE 研究的数据表明，喹那普利可以有效地改善冠脉微循环失调患者的症状，同时改善冠状动脉血流对腺苷的反应性[40]。冠状动脉血流量（CBF）的改善可能与提高 NO 的生物利用度和活性有关[41]。

（3）β 受体阻滞剂

β 受体阻滞剂的特性包括通过降低心率和前负荷 / 后负荷来降低心肌耗氧量，这使得它们可用于阻塞性冠状动脉疾病，理论上可用于冠脉微循环失调。还有相反的理论认为，β 受体阻滞剂可能导致 α 血管收缩，但这在临床上从未见过。小型试验表明，通过测量心绞痛发作次数和舒张期超声心动图等参数，发现有症状的冠脉微循环失调患者每日服用 100 mg 阿替洛尔，对运动时症状影响极小[42]。其他 β 受体阻滞剂也没有发现运动益处，包括每周 400 mg 乙酰托洛普治疗 4 周[43]或每天 160 mg 普萘洛尔治疗 2 周[44]。在阻塞性冠状动脉疾病和基线冠状动脉血流对腺苷的反应性低的患者中，只有奈比洛尔被证明可以改善冠状动脉血流对腺苷的反应性[45]。奈比洛尔与阿替洛尔的另一项小型随机对照试验表明，经过 1 年时间，两组患者间冠状动脉血流对腺苷的反应性或血管内皮功能方面无显著差异[46]。此外，在所有这些小型临床随机试验中，高剂量 β 受体阻滞剂的主要不良反应是产生疲劳感。

3. 微血管扩张剂

（1）钙通道拮抗剂

钙通道阻滞可以减轻血管痉挛的症状[47]。使用二氢吡啶类钙通道阻滞剂的小型交叉随机对照试验显示出改善血管痉挛的作用[38，48]。然而，有关二氢吡啶类钙通道阻滞剂氨氯地平的一些相互矛盾的数据显示[34]，该类药物可能继发一些患者的外周血管舒张不可预测的反射性交感神经激活[49]。另外，一些研究显示，非二氢吡啶类钙通道拮抗剂具有可变效应，对血管痉挛相关症状有改善作用[48]，而其他研究显示，使用维拉帕米对照安慰剂后，没有显著的改善症状的作用[50]。相关研究表明，急性静脉注射地尔硫䓬对冠状动脉血流的影响很小[51]。然而，一项对较大患者样本量和更长时间随访的使用低剂量（90 mg，每日 2 次）地尔硫䓬的研究，评估其冠状动脉血流量和心绞痛症状，结果提示冠状动脉血流明显改善[52]。

（2）L– 精氨酸

L– 精氨酸是 NO 的前体。其可以改善大血管或微血管紊乱患者的胸痛，这些紊乱大多继发于血管内皮功能障碍[53]。口服 L– 精氨酸补充剂可改善男性高脂血症患者的外周血管内皮功能[54]，并且通过依据该证据，一些小的试验数据也证实通过大剂量的 L– 精氨酸治疗 6 个月后，可显著改善冠状动脉内皮功能和心绞痛症状[55–56]。此外，在导管实验室中，L– 精氨酸的急性输注能够改善冠状动脉的血流[57]。对于大多数患者而言，大剂量的 L– 精氨酸（3 g，每日 3 次）使得其依从性变得困难，该疗法的潜在缺点包括所需的剂量大和可能存在的胃肠道或肺部不良反应。

4. 微血管非血管扩张剂

雷诺嗪类是晚期内向钠离子电流的抑制剂，可降低细胞内钙离子的水平，从而增强心室舒张功能，在改善冠脉微循环失调症状方面显示出良好的前景。相关研究数据显示，雷诺嗪类能改变脂肪酸代谢或降低心率和血压，也可以改善心肌血流灌注，从理论上减少心绞痛的发作次数[58]。就该机制，小型（15~20 例患者）临床随机试验中的初始试验数据显示，每天两次使用 375~1000 mg 雷诺嗪类药物，持续 4 周，对冠脉微循环失调患者的症状有改善作用[59-60]。此外，8 周的雷诺嗪类药物治疗显示，通过超声心动图评估的冠状动脉血流对腺苷的反应性有所改善[61]。遗憾的是，RWISE 研究公布的随机数据显示，通过 Seattle 心绞痛问卷，对 128 名冠脉微循环失调患者（96% 为女性）随机分配 2 周的雷诺嗪类药物与安慰剂对照研究，发现该药物对生活质量或心脏磁共振成像（CMRI）灌注评估的心绞痛症状无益处[62]。

5. 增强的体外反搏

为了恢复心肌供氧 / 需求之间的平衡并改善冠状动脉灌注压，可通过下肢的气 – 动袖带进行外部反搏，但目前发现，增强的体外反搏（EECP）在严重冠状动脉疾病的继发难治性心绞痛中使用有限[63]。然而，EECP 似乎对继发于冠状动脉疾病的难治性心绞痛患者的血管内皮有良好的治疗作用[64]。但是专门的冠脉微循环失调试验表明，地理上分布的不广泛、高成本治疗持续时间长和缺乏大规模的研究使得 EECP 成为冠脉微循环失调中不太常见的治疗策略。

三、阻塞性睡眠呼吸暂停与心血管健康及其管理[65–72]

阻塞性睡眠呼吸暂停（obstructive sleep apnea，OSA）可发生在一生中各个年龄阶段，男女均可患病。成人 OSA 患病率约 26%，中、重度患者约 10%。其主要患病机制是在睡眠期间由于局部和全身因素导致上气道狭窄或阻塞，造成呼吸气流间歇性中断，从而引发一系列临床病理生理后果，包括日间嗜睡、生活质量下降、增加操作性失误和交通事故，以及心血管事件。睡眠中心试验室内多导睡眠图监测技术是诊断睡眠呼吸障碍的“金标准”。经过临床认真评估筛选出高度疑似成人 OSA 患者，也可用脉氧、鼻气流、胸腹呼吸运动监测以及周围动脉张力监测技术组成的便携睡眠监测设备在患者家庭进行诊断性研究。

大量研究结果提示，OSA 对心血管健康的影响是全方位、系统性的，包括引起肺循环高血压、体循环高血压，促进动脉粥样硬化斑块形成，导致各种心率和心律失常，引起心肌病变，严重者可诱发急性心肌缺血和心肌梗死，甚至心源性猝死。

关于 OSA 对心血管健康影响的机制如下：

（1）动脉血气异常

OSA 患者呈现呼吸暂停低通和气道再开放代偿高通气的周期性呼吸循环变化。呼吸暂停和低通气期间产生低氧血症和高碳酸血症，呼吸暂停和低通气之后，接着是过度呼吸，导致复氧和低碳酸血症。这些改变的血液气体以不同的方式影响心血管系统。低氧血症直接（降低心肌供氧量）和间接（激活交感神经系统，促进血管内皮细胞功能障碍和肺小动脉血管收缩）影响心脏和血管功能。低氧伴再氧合可能类似于缺血再灌注，进一步产生自由基可能会造成额外的伤害。

（2）血管内皮功能障碍

反复低氧和复氧对冠状血管内皮细胞的功能产生重要影响。缺氧可激活血管内皮某些转录因子，如低氧诱导因子 –1 和核因子 –κB，增加内皮素 –1 基因的表达，抑制内皮一氧化氮合酶的转录，导致 NO 的产生减少，增强黏附分子的表达，促进白细胞聚集和内皮细胞黏附，诱导内皮细胞和肌细胞凋亡。因此，与 OSA 相关的血管内皮功能障碍可能会导致原有病情恶化，促进动脉粥样硬化和动脉粥样硬化血栓形成。

（3）自主神经系统功能紊乱

OSA 通过复杂的机制增加交感神经活动。低氧血症刺激位于颈动脉的外周动脉化学感受器，高碳酸血症刺激周围和位于脑干的中枢性化学感受器，反射性增加交感神经活动，导致血管收缩和血压飙升。肺泡缺氧 – 高碳酸血症可引起小动脉血管收缩性肺高血压，对右心室产生不利影响。呼吸暂停后的高通气导致低碳酸血症，引起冠状动脉收缩，氧 – 血红蛋白解离曲线左移，损害心肌对氧的输送和摄取，导致心律失常。由于呼吸暂停和低通气通常会引起呼吸努力相关性觉醒，交感神经活动增加，副交感神经活动减少，增加全身血管阻力与左心室后负荷，静脉收缩有关右心室前负荷增加，心肌收缩力增加，心肌肥厚、心动过速和心律失常。OSA 是已知的引起高血压的独立危险因素。

（4）胸腔内负压过大

阻塞性呼吸暂停发作期间产生较大负性胸内压，增加了胸腔内血管，包括主动脉、肺血管床、心房和心室的跨膜压力（相对于外界胸膜腔为负压力），根据拉普拉斯定律，高跨膜心肌压力增加心壁张力和心肌耗氧量。胸腔内血管周围负性压力促进液体跨肺微血管转移，有利于增加肺血管外液体，减少肺部淋巴从肺部回流，导致肺水含量增加和肺水肿。胸内压降低会增加静脉回流，导致右心室舒张充盈增加，这反过来又会降低左心室顺应性，呈现所谓的心室相互依赖的现象。

（5）急性血流动力学效应

血流动力学变化与低氧血症、高碳酸血症、胸腔内压力变化和随之而来的机械效应以及交感神经的激活血管收缩有关。

（6）心率和心律变化

在一些患者中，由于肺膨胀后迷走神经的作用和觉醒影响，在呼吸暂停事件即将结束时存在有一种非常明显的心动过缓，而随着呼吸的恢复则伴有突发性心动过速。在睡眠期间，会发生这种重复的心动过缓或心动过速。由于低氧和呼吸暂停共同作用激活潜水反射，心动过缓可能特别严重。由于化学介导的迷走反射，可导致窦性心搏骤停。此外还可诱发其他房性或室性心律失常，从而进一步恶化血流动力学状况。

对 OSA 的健康管理，首先要普及睡眠呼吸障碍知识，提高患者和医师对 OSA 与心血管健康的认知，减少 OSA 危险因素如戒烟、戒酒、积极治疗呼吸道急慢性炎症和过敏性疾患，控制体重和规律作息。其次，要积极干预鼾症和开展 OSA 患者筛查和诊断，及早确诊和实施有效的治疗，已经有文献证明积极有效的治疗可明显减低 OSA 相关的心血管事件和心源性猝死。

OSA 的治疗包括原发疾病的治疗、体位治疗、口腔矫治器和气道正压治疗。对于中、重度 OSA（睡眠呼吸暂停指数≥15 或≥30）患者首选气道正压治疗。气道正压治疗可采用固定压力或自动调压设备，气道正压治疗可减少或消除呼吸暂停以及血氧饱和度减低和呼吸努力相关性觉醒，减弱胸内压的陡增，实际增加了胸膜压力，从而降低了跨膜胸腔内压力，减弱或阻断由于呼吸暂停导致的一系列病理生理反应。临床研究证实，采用持续气道正压治疗装置经鼻或气管吻造瘘正压通气治疗阻塞性睡眠呼吸暂停患者，可反转左心室功能障碍和心律失常，有效减低肺或体循环高血压，明显减少心血管事件或心血管疾病死亡率，一些观察性研究已经报道睡眠呼吸暂停的治疗提高生存率主要是因为减少了心血管事件的结果。

慢性充血性心力衰竭患者常见 OSA 合并周期性呼吸导致中枢性呼吸暂停，在积极治疗心力衰竭和氧疗的基础上，可采用双水平气道正压或伺服通气技术，治疗前应认真评估左室射血分数，对于射血分数 <45% 者采用伺服通气应慎重，密切随访治疗效果。

对于部分气道正压治疗依从性不好的患者也可选用外科治疗，但术前应慎重评估，掌握好手术适应证，特别是成人 OSA 患者。

四、口腔疾病与血管健康

口腔是人体五大菌库之一，口腔细菌密度高、数量大。微生物可通过直接和间接的机制参与心血管疾病的发生。微生物可直接侵入动脉壁或动脉粥样硬化斑块，也可以产生传染源，加剧和维持炎症，从而间接影响心血管疾病。牙周致病菌可以通过破坏牙周袋内上皮进入循环系统，动脉粥样硬化斑块中可以检测到多种牙周致病菌（牙龈卟啉单胞菌、伴放线聚集杆菌等）[73]。口腔疾病在普通人群中非常普遍，全球有 39 亿人患有一定程度的口腔疾病，其患病率明显高于其他常见心血管危险因素，如糖尿病。如果可以证明口腔炎症与动脉粥样硬化的因果关系，那么在普通人群中，可能从改善口腔健康中获得的心血管方面的益处是巨大的，同时大大降低医疗成本。

口腔炎症患者的全身炎症负荷升高，口腔疾病与心血管疾病的关系可能还在于全身氧化应激的增加。引起口腔感染的细菌可以进入血液循环，激活炎性细胞，引起血管内皮细胞损伤。细菌可能在血管壁驻留，促进动脉粥样硬化的进展。内皮细胞和炎性细胞激活具有免疫调节功能的促炎细胞因子，进一步扩大全身炎症反应和增加全身的氧化应激，促进动脉粥样硬化斑块的形成。以往研究表明，牙周炎患者容易传播口腔细菌或内毒素，通过增加肿瘤坏死因子 –α（TNF–α）和白介素 –6（IL–6）等促炎细胞因子导致全身炎症[74]。许多炎性细胞和介质可通过增加活性氧的产生、血管内皮功能障碍和氧化低密度脂蛋白影响动脉粥样硬化的发生和发展[75]。流行病学数据也显示，炎症与心血管疾病之间有关系。炎性介质通过激活花生四烯酸途径，进一步促进血栓形成物质如白三烯、前列腺素 E 等的合成。这些物质能提高单核细胞和巨噬细胞的趋化性和黏附能力，造成细胞内脂质沉积和泡沫细胞的形成，促进动脉粥样硬化的发生[76]。牙周炎与高血压间也存在关联，在牙周炎状态下，大量活性氧（ROS）产生，机体易发生氧化应激状态[77]，而大量动物模型实验支持 ROS 通过多种不同的机制影响高血压的发生与发展[78–79]。在防治心血管疾病的道路上，我们应多管齐下，将传统危险因素及非传统因素都纳入其中，进行综合防治。

对于患有心血管疾病和牙周病的患者来说，牙周治疗具有极为重要的意义。牙周基础治疗可降低全身炎症细胞因子（前列腺素 E2、血栓素 A2、IL-6、TNF-α 等）的水平，进而降低动脉粥样硬化疾病发生、发展，以及再发生的风险[80]。还有研究表明，牙周非手术治疗可以改善血管内皮功能、改善动脉僵硬程度和降低 C-反应蛋白（CRP）水平[81]。牙周治疗可以减少牙周袋内牙周致病菌的数量，对心血管疾病尤其高脂血症有积极的预防作用，因为牙周袋内致病菌所产生的内毒素和一些细胞炎症因子可使机体处于一种应激状态，引起血液中 CRP、三酰甘油（甘油三酯）和高密度脂蛋白胆固醇的水平增高，使脂代谢发生异常，增加冠心病的发病率[82]。冠心病伴中、重度慢性牙周炎者经过牙周非手术治疗后 1 个月和 3 个月，相关细胞因子（IL-6、hs-CRP）的水平降低，减少冠心病的发病风险[83]。正如 Liccardo 及其团队研究人员[84]所建议的那样，“牙周治疗应作为每一位成人健康计划的一个组成部分”，旨在预防心血管疾病。当然，仍需要进行系列研究以澄清一些具体问题。

五、精神压力与血管健康

精神压力可以影响冠心病的危险因素如高血压、高胰岛素血症等，进而促进动脉粥样硬化的进展，影响患者的预后和生活质量[85]。既往的大型临床研究证实，压力可以使心肌梗死发生的风险增加 2 倍[86]。

爆发的愤怒、丧亲之痛、强烈的恐惧和极度兴奋等均可以导致易感人群心肌梗死或心脏性猝死的发生[85，87–89]。传统上认为阻塞性冠心病患者进行运动，当运动压力超过心肌供氧时可导致心肌缺血的发生，同样的缺血反应亦可在心理压力状态下出现，这种通过核素心肌扫描/心脏彩超证实的缺血反应即为精神压力诱发的心肌缺血（MSIMI）。精神压力诱发心肌缺血的测试与运动或药物负荷诱发心肌缺血的测试相似，不同之处为刺激源为心理而非运动或药物[90–91]。

精神压力诱发的心肌缺血而不是运动压力诱发的心肌缺血与日常生活中监测到的心肌缺血相关[92]。此外，尽管 MSIMI 在实验室条件下是无痛的，却与过去 2 周内心绞痛发生的频率有关[93]。此外，基线超敏肌钙蛋白升高的人群，出院 MSIMI 的风险更高。这些均提示 MSIMI 的发生可能有累积效应。总之，这些研究证实，精神压力测试可以识别出 MSIMI 的易感个体，即日常生活中因情绪压力导致胸痛症状的患者。

目前所有观察预后的研究均证实 MSIMI 是冠心病患者预后不良的危险因素。对这些患者随访 1~5 年，发现存在 MSIMI 的冠心病人群与不存在 MSIMI 人群相比，未来心血管事件、血运重建或心血管死亡增加 70%~300%[94–96]，不论冠状动脉病变的严重程度和心血管危险因素状况如何。在 PIMI 研究中，存在 MSIMI 的人群全因死亡率为 16.2%，而不存在的 MSIMI 的人群全因死亡率为 6.6%，在矫正了年龄、心肌梗死史、糖尿病、基线射血分数、高血压、运动耐力测试后这种差异仍然明显。蒋蔚等的研究（*n*=126）证实，存在 MSIMI 的人群 5 年发生心血管事件的风险增加 2.8 倍。一项 meta 分析将相关的研究合并在一起[97]，这 5 个研究一共纳入 555

名冠心病患者（85% 男性），在随访的 35 天至 8.8 年中，出现 117 例心血管事件，MSIMI 患者增加联合终点事件 2 倍（RR=2.2，95%CI：1.6~3.1）。

因此，虽然 MSIMI 对冠心病患者的预后不良，但仍需要更大的样本量、多样的病种，即人群纳入来进一步证实 MSIMI 的问题。

六、运动与血管健康

运动不足，是国际公认的各种慢性病高发以及慢性病年轻化的重要原因之一[98]。但从健康角度，安全且有效的运动技能与知识需要学习来获得。这类知识技能统称为科学锻炼素养[99–101]。这些知识技能人人需要，它不同于以往的运动项目技能（specific sport skill），而是有关如何运动才能够满足身心健康对运动的基本需要这一问题的知识和技能。因为不是运动就一定能带来期待的健康效果。如缺血性心脏病运动康复[102]和糖尿病运动康复[103]、非酒精性脂肪肝的运动治疗[104]等都需要高强度间歇性运动，而中低强度运动没有治疗效果。另外，运动有效不等于运动就能够满足身体健康对运动的基本需要。因此，对运动风险的评估，以及对运动效果的评价指标，就显得非常重要。

（一）运动效果评估

由于以往评判运动效果的指标体系单一，造成运动对某些健康指标效果明显，但却忽略了人体其他方面对运动的需要。如每天快走，对于降低血脂、血压、血糖效果明显，但不代表快走就可以满足身体对运动的基本需要。比如从运动的部位对运动的需求来说，人还需要对上肢、腰腹等进行抗阻力运动；从运动的种类上来说，人还需要强度更大的心肺耐力运动，以及拉伸运动等；从心理健康来说，人还需要更多团体运动[105]，否则仍然造成身体对运动的缺乏。运动的作用不仅是降低多种生活方式病的高危风险因素，如降低血压、血糖和体重，更重要的是提高人体的功能，提升生活品质，提高满足感、幸福感。因此不能只用是否延长寿命来评价运动的效果。

另外，从运动的健康效率来说，也需要更全面的效果评价。因为现代社会相当数量的人们难以有足够的运动时间和运动兴趣，因此，如果运动目的是为了健康，就必须考虑如何用最少的运动时间获得最大的健康获益。因此必须充分了解营养与运动的配合、慢性病患者药物与运动的配合、睡眠质量对运动锻炼效果的影响才能够通过运动获得更大的健康获益。

从运动的动力上来说，越看到效果，越容易强化坚持运动。有些效果是运动特有的，而不是节食就可以带来的，如力量和心肺功能的提升、快乐满足。有些效果是节食和运动都可以达到的，如降体重、降血糖、降血脂。因此新的指标应能够更多地反映运动的效果。

（二）运动风险评估

血管健康与运动、营养都密切相关。运动和营养都是维持以及提升血管健康的不可替代的重要方法。但是运动有风险，尤其对于血管健康已经存在问题的人，科学锻炼要求运动有正确的程序，即：

1. 运动前一定要做全身的、系统的、跨学科的运动风险评估，从而发现健康短板，而不是单脏器单学科的运动风险。如心脏、血管、血糖、神经损害、肝、肾、骨质疏松症、免疫功能、跌倒风险。针对健康的短板，也要充分考虑运动与药物、营养、睡眠的相互关系后设计运动处方，然后形成可操作的科学锻炼方案，如避孕药加运动增加猝死风险，降糖药[106]、降压药[107–108]增加跌倒风险等。睡眠质量和血管功能是最重要的影响运动效果的混杂因素，因此在运动前的风险评估中，除了我们传统关注的以上因素之外，应该增加评估睡眠情况和血管功能情况，以防范患者的运动风险，并了解他的短板，从而更科学地为患者设计运动处方及进行指导。目前，居家睡眠监测技术已经得到了长足发展，有研究表明，居家睡眠监测技术中，例如外周动脉张力（PAT）检测技术在诊断成人 OSA 方面能够和 PSG 达到 88.9% 的相关度，这样，通过居家睡眠监测可以让患者更好地了解自己的睡眠状况，及早对一些睡眠疾病进行干预，从而降低疾病的发生风险。根据风险评估的结果，建议进行运动风险分级管理。不同运动风险的患者，应该在不同程度的医学监测和保障环境中进行运动。我们根据运动风险管理和处理的水平，把康复运动场地分为五个等级：三甲医院（高水平综合医院）、二甲医院（普通水平综合医院）、社区医院（家庭医师诊所）、体育医学健身场馆（有医疗急救设备，并且有签约医师提供安全保障）、居家运动康复（佩戴安全监测设备，如心率带，远程指导）。每个等级的医师和运动指导师都要经过体育医学的培训，场地和设备要经过体育医学的认证。

2. 运动过程中要有针对健康短板、运动强度的风险监测。

3. 运动后要有针对健康短板和运动风险的短期效果

和长期效果的定期整体评估。在整体评估中，建议把血管内皮的反应性充血指数（RHI）作为重要的综合效果评估指标之一。血管内皮功能可以反映出个体的心血管事件风险，同时血管内皮功能也是个体全身所有风险的综合风险水平的体现。过去血管内皮功能检测是有创的，需要对冠状动脉注射乙酰胆碱，随着技术的发展，现今无创的血管内皮功能检测技术已经变得非常方便，通过在手指端进行 PAT 信号的采集，就能自动计算出 RHI，从而反映出个体的血管内皮功能。如果患者的 RHI 分数经过 3 个月的干预往好的方向发展，则表示干预手段是有效的；如果经过 3 个月的干预后，患者的 RHI 没有明显改善或者甚至下降了，证明干预的方案仍需要优化，或者提示患者的心血管风险并没有得到全面的评估。这样，我们的干预效果就能得到很好的客观评价。

4. 要评价营养与运动的相互关系，如避免空腹运动，运动后及时补充能量避免延迟性低血糖。及时补充蛋白质提升运动的效果。营养的补充，不仅是满足身体的需要，而且要充分考虑营养素从食物被消化吸收直到进入细胞之前所有过程可能对身体造成的影响，如浓度过高或补充量过大造成血管内皮的损伤，如过多摄入高血糖指数食物引起糖尿病风险增加，以及高浓度营养素造成的血管内皮功能的损伤。

七、勃起功能障碍与血管健康

随着我国人口老龄化问题日益严峻，勃起功能障碍（erectile dysfunction，ED）患者的数量逐年增加，这一问题越来越受关注。ED 是指无法持续达到和维持勃起以完成足以令人满意的性生活。勃起功能障碍不但影响生理和心理健康，还对患者及其伴侣的生活质量产生重大影响。血管内皮细胞功能障碍是 ED 的病理基础之一。越来越多的证据表明，ED 可作为冠状动脉和周围血管疾病的早期表现，是心血管疾病的潜在预警信号[109]。

（一）血管内皮功能对勃起功能的调控

血管内皮细胞释放的 NO 是阴茎勃起的关键[110]。在阴茎勃起过程中，脂溶性的 NO 直接进入海绵体平滑肌细胞（smooth muscle cell，SMC）内，激活鸟苷酸环化酶，导致 cGMP 含量增加，最后通过对 SMC 细胞膜上 K^{+}、Ca^{2+} 通道的调节使 SMC 完全舒张，阴茎动脉血流增加，大量血流注入海绵窦，牵拉白膜压迫静脉回流以达到坚硬的勃起。在性刺激下，nNOS 来源的 NO 引起血管扩张，血流速度改变[111]。eNOS 应血流剪切力的变化而激活，以 L– 精氨酸为原料大量合成内皮来源的 NO 参与勃起的维持[112]。

（二）血管内皮功能障碍导致勃起功能障碍

血管内皮功能降低导致舒张血管或收缩血管的物质失衡[113]。心血管危险因子（如高血压、糖尿病、吸烟、高血脂等）能导致血管内皮的损害，从而影响 NO 的释放，增加血管内皮的黏滞性引起动脉粥样硬化，最终引起严重的血管疾病症状。越来越多的研究证据表明，上述危险因素亦会导致 ED[114]。糖尿病患者体内产生的活性氧（reactive oxygen species，ROS）增多；而高脂血症患者，通过环氧合酶（cyclooxygenase，COX）旁路的改变，继发引起 ROS 升高；肥胖患者则由于血管壁慢性炎症，体内细胞因子增加（如 VCAM–1、ICAM–1 等），间接造成 COX、ROS 增加[115]。体内过多的氧自由基能消耗 NO 并形成亚硝酸盐，从而减少内皮源性舒张因子，增加内皮源性收缩因子，不仅直接造成血管处于收缩状态，还可激活单核细胞和吞噬细胞，进一步损伤血管内皮[116]。

（三）勃起功能障碍是心血管疾病的预警信号

近年来，多数研究支持 ED 是心血管疾病症状出现的早期标志，可比心血管疾病症状出现早 2~5 年[116]。ED 与心血管疾病息息相关，是心血管疾病的独立危险因素。相较于非 ED 患者，ED 患者罹患心血管疾病的风险增加了 48%[117]。在无心血管病史的 ED 患者当中，即使胆固醇水平正常，仍有 83% 存在动脉供血不足证据；若患者存在胆固醇异常，则有 93% 存在动脉供血不足，但还未表现出相应的心血管临床症状[118]。同时，ED 患者体内的内皮祖细胞数量较正常人减少，修复受损的内皮细胞的能力下降，这也是动脉粥样硬化的早期标志之一，预示着 ED 可能是心血管疾病最早期的临床表现[119]。因此，对于临床医生，ED 出现时应该及时查找患者有无心血管疾病危险因素的存在，警惕心血管疾病的出现，甚至提前进行预防性治疗。

（四）改善血管内皮功能是勃起功能障碍治疗的新方向

随着有关的研究不断深入，发现血管内皮功能障碍是 ED 的重要原因，血管内皮功能紊乱的后果很好地解释了冠心病及其他心血管系统疾病与 ED 的关系。改善血管内皮功能是 ED 治疗的新方向之一，生活方式的改变和药物治疗心血管疾病的危险因素可有效改善 ED 患者的性功能。除此之外，在治疗 ED 的同时改善血管内皮功能，可使他们未来遭受心脑血管意外伤害的风险大大降低。

八、心脏及血管疾病防控新思路

近年来，我国动脉粥样硬化相关性心脏及血管疾病呈现流行态势。同时，此类疾病已经成为我国人口致残致死的第一位病因。更为突出的是呈现疾病发病年轻化的趋势。心源性猝死也日趋成为青壮年猝死的一个重要原因。虽然现有的相关疾病治疗手段较多，我国在相关技术方面也处于全球较领先的地位，但是动脉粥样硬化相关性心脏及血管疾病事件再发率仍然非常高，严重影响了我国国民素质，另外，还大量消耗国家医疗资源。聚焦动脉粥样硬化相关性心脏及血管疾病的早期预防、识别、干预和管理非常重要，心脏及血管疾病的防控思路应该前移。

● 建议所有人都应该采用健康膳食和健康的生活方式。食用富含水果、蔬菜、全谷物和低脂乳制品的 DASH 饮食，减少饱和脂肪和总脂肪含量。减少钠摄入，最佳目标是 <1500 mg/d，但大多数成年人的目标至少减少到 1000 mg/d。增加饮食钾摄入。

● 定期评估健康状态。保持合理的体重，超重和肥胖的人患心血管疾病风险明显增加，应对其进行管理，包括全面的生活方式干预，限制摄入的热量（卡路里）总量等，以实现和维持体重。定期监测体重指数（BMI），以确定超重和肥胖的成年人是否应考虑减轻体重。测量腰围以确定心脏代谢风险较高的人群。

成年人每周应至少进行 150 分钟的中等强度有氧运动或剧烈有氧运动每周 75 分钟（或中等强度和剧烈有氧

运动的等效组合）。对于无法达到最低体力活动建议的成年人，参加一些中等强度或剧烈的体力活动，即使低于推荐量，也有助于降低动脉粥样硬化相关疾病风险。减少成年人的久坐行为。

● 定期进行社会心理压力评估，并提供适当的咨询。

评估影响有益心脏健康饮食依从性的潜在影响因素，包括合理膳食获取途径和经济因素，这些因素更多需要关注弱势群体，例如社会经济地位低的人和老年人。

● 评估睡眠健康状况有助于促进心脏健康。鼓励定期有氧运动改善心脏及血管健康，同时需评估居住环境和体育活动设施的可及性。

● 积极管理血糖，全面管理 2 型糖尿病的心血管危险因素。对于所有患有 2 型糖尿病的成年人，建议制订一个以心脏健康饮食模式为主的营养计划，以改善血糖控制，如有必要应减重，并改善其他动脉粥样硬化性心脏及血管疾病的危险因素。每周应至少进行 150 分钟的中等强度体力活动或 75 分钟的剧烈体力活动，以改善血糖控制，如有必要应减重，并改善其他动脉粥样硬化性心脏及血管级别的危险因素。2 型糖尿病应在确诊之时开始生活方式改善，并使用二甲双胍作为一线治疗，以改善血糖控制并降低动脉粥样硬化相关疾病的风险。经过最初的生活方式改变和二甲双胍治疗后仍需要降糖治疗的，建议启动钠 – 葡萄糖协同转运蛋白 2 抑制剂或胰高血糖素样肽 –1 受体（GLP–1R）激动剂，以改善血糖控制并降低心血管疾病（CVD）风险。

● 定期测量血压，尤其是有高血压家族史的人更应密切监测。接受诊室血压和诊室外血压测量结果筛查高血压。发现“白大衣高血压”和隐匿高血压。在治疗过程中监测降压疗效，并及时发现治疗相关的低血压基于降压方案的及时调整。血压达标并高质量的控制是预防动脉粥样相关疾病的重要一环。

● 控制烟草的吸食。社会支持是烟草使用的另一个潜在决定因素。因此，在使用烟草的成年人中，建议协助和安排对个人和群体进行社会支持咨询。所有成年人和青少年应避免二手烟暴露，以降低动脉粥样硬化相关疾病的风险。培训工作人员致力于帮助戒烟的相关治疗是合理的。

● 对于已经有较高动脉粥样硬化相关疾病风险，但出血风险不高的人群，可考虑小剂量阿司匹林（每天口服 75~100 mg）用于动脉粥样硬化相关疾病风险的一级预防。但对于出血风险增加的成年人，小剂量阿司匹林不能应用于动脉粥样硬化性心血管疾病（ASCVD）的一级预防。对于 20~75 岁的低密度脂蛋白胆固醇（LDL–C）水平为 190 mg/dl（≥4.9 mmol/L）或更高的患者，建议使用最大可耐受剂量的他汀类药物治疗。对于中等风险的成人，他汀类药物治疗可降低心血管疾病风险，权衡危险与获益后，如果决定使用他汀类药物治疗，应推荐使用中等强度的他汀类药物。40~75 岁的糖尿病患者中，无论 10 年 ASCVD 风险有多大，都需要中等强度的他汀类药物治疗。

● 对那些动脉粥样硬化相关疾病易患人群应加强评估和管理，例如早发心脑血管疾病家族史的人群、代谢综合征、慢性肾病、慢性炎症性疾病、早绝经史（40 岁以前）、原发性高三酰甘油血症、脂蛋白 a［Lp（a）］升高等人群。

参考文献

[1] 中国医药教育协会血管医学专业委员会，中华医学会北京心血管病学分会血管专业学组，北京大学医学部血管疾病社区防治中心 . 中国血管健康评估系统应用指南（2018 第三次报告）. 中华医学杂志，2018，98（37）：2955–2967.

[2] 王宏宇 . 推广血管健康理念，促进血管医学专业发展 . 中国循环杂志，2018，33（10）：1026–1028.

[3] Liu H, Liu JB, Zhao HW, et al. The design and rationale of the Beijing vascular disease patients evaluation study (BEST study). Contemp Clin Trials Commun, 2017, 7: 18–22.

[4] Liu H, Liu JB, Zhao HW, et al. Relationship between serum uric acid and vascular function and structure markers and gender difference in a real-world population of China–from Beijing vascular disease patients evaluation study (BEST study). J Atheroscler Thromb, 2018, 25 (3): 254–261.

[5] Wang HY, Liu JB, Zhao HW, et al. Relationship between cardio–ankle vascular index and plasma lipids in hypertension subjects. J Hum Hypertens, 2015, 29 (2): 105–108.

[6] 王宏宇，刘欢 . 新的血管健康分级标准与血管医学 . 心血管病学进展，2015，36（4）：365-368.

[7] Tian XL, Li Y. Endothelial cell senescence and age-related vascular diseases. J Genet Genomics, 2014, 41 (9): 485-495.

[8] USPST Force, Curry SJ, Krist AH, et al. Screening for peripheral artery disease and cardiovascular disease risk assessment with the ankle-brachial index: US Preventive Services Task Force Recommendation Statement. JAMA, 2018, 320 (2): 177-183.

[9] 武剑 . 推动不同层级医疗机构脑动脉粥样硬化识别技术及规范诊断——《脑动脉粥样硬化筛查与诊断规范（2014 版）》解读 . 中华医学杂志，2014，94（47）：3697-3698.

[10] Qureshi AI, Caplan LR. Intracranial atherosclerosis. Lancet, 2014, 383 (9921): 984-998.

[11] 陈桂浩 . 冠状动脉粥样硬化斑块的影像学成像方法及相应的优缺点 . 中国循环杂志，2017，32（6）：622-624.

[12] 胡大一，杨进刚 . 下肢动脉疾病诊疗的专家共识 . 中国实用内科杂志，2006，26（21）：1678-1683.

[13] European Stroke Organisation, Tendera M, Aboyans V, et al. ESC Guidelines on the diagnosis and treatment of peripheral artery diseases: Document covering atherosclerotic disease of extracranial carotid and vertebral, mesenteric, renal, upper and lower extremity arteries: the task force on the diagnosis and treatment of peripheral artery diseases of the European

Society of Cardiology (ESC). Eur Heart J, 2011, 32 (22): 2851–2906.

[14] RaL Widmer RA. Endothelial dysfunction and cardiovascular disease. Glob Cardiol Sci Pract, 2014, 2014 (3): 291–308.

[15] Hambrecht R, Wolf A, Gielen S, et al. Effect of exercise on coronary endothelial function in patients with coronary artery disease. N Engl J Med, 2000, 342 (7): 454–460.

[16] Klonizakis M, Alkhatib A, Middleton G, et al. Mediterranean diet- and exercise-induced improvement in age-dependent vascular activity. Clin Sci (Lond) , 2013, 124 (9): 579–587.

[17] Gokce N, Vita JA, McDonnell M, et al. Effect of medical and surgical weight loss on endothelial vasomotor function in obese patients. Am J Cardiol, 2005, 95 (2): 266–268.

[18] Eriksson B, Tyni–Lenne R, Svedenhag J, et al. Physical training in syndrome X: physical training counteracts deconditioning and pain in syndrome X. J Am Coll Cardiol, 2000, 36: 1619–1625.

[19] Flammer A, Hermann F, Sudano I, et al. Dark chocolate improves coronary vasomotion and reduces platelet reactivity. Circulation, 2007, 116 (21): 2376–2382.

[20] Cortés B, Núñez I, Cofán M, et al. Acute effects of high–fat meals enriched with walnuts or olive oil on postprandial endothelial function. J Am Coll Cardiol, 2006, 48 (8): 1666–1671.

[21] Widmer RJ, Freund MA, Flammer AJ, et al. Beneficial effects of polyphenol-rich olive oil in patients with early atherosclerosis. Eur J Nutr, 2012, 52 (3): 1223-1231.

[22] Schmitt CA. Modulation of endothelial nitric oxide by plant-derived products. Nitric Oxide, 2009, 21 (2): 77-91.

[23] Widlansky M, Hamburg NM, Anter E, et al. Acute EGCG supplementation reverses endothelial dysfunction in patients with coronary artery disease. J Am Coll Nutr, 2007, 26 (2): 95-102.

[24] Vlachopoulos C, Tsekoura D, Tsiamis E, et al. Effect of alcohol on endothelial function in healthy subjects. Vasc Med, 2003, 8 (4): 263-265.

[25] Asbury E, Slattery C, Grant A, et al. Cardiac rehabilitation for the treatment of women with chest pain and normal coronary arteries. Menopause, 2008, 15 (3): 454-460.

[26] Kisely S, Campbell LA, Yelland MJ, et al. Psychological interventions for symptomatic management of non-specific chest pain in patients with normal coronary anatomy. Cochrane Database Syst Rev, 2015, 6: CD004101.

[27] Reriani M, Dunlay SM, Gupta B. Effects of statins on coronary and peripheral endothelial function in humans: a systematic review and meta-analysis of randomized controlled trials. Eur J Cardiovasc Prev Rehabil, 2011, 18 (5): 704.

[28] Tweet M, Hayes SN, Pitta SR, et al. Clinical features, management, and prognosis of spontaneous coronary artery dissection. Circulation, 2012, 126 (5): 579–588.

[29] Fábián E, Varga A, Picano E, et al. Effect of simvastatin on endothelial function in cardiac syndrome X patients. Am J Cardiol, 2004, 94 (5): 652–655.

[30] Kayikcioglu M, Payzin S, Yavuzgil O, et al. Benefits of statin treatment in cardiac syndrome–X1. Eur Heart J, 2003, 24 (22): 1999–2005.

[31] Pizzi C, Manfrini O, Fontana F, et al. Angiotensin–converting enzyme inhibitors and 3–hydroxy–3–methylglutaryl coenzyme A reductase in cardiac Syndrome X: role of superoxide dismulase activity. Circulation, 2004, 109 (1): 53–58.

[32] Houghton J, Pearson TA, Reed RG, et al. Cholesterol lowering with pravastatin improves resistance artery endothelial function: report of six subjects with normal coronary arteriograms. Chest, 2000, 118 (3): 756–760.

[33] Hamasaki S, Higano ST, Suwaidi JA, et al. Cholesterol–lowering treatment is associated with improvement in coronary vascular remodeling and endothelial function in patients with normal or mildly diseased coronary arteries. Arterioscler Thromb Vasc Biol, 2000, 20 (3): 737–743.

[34] Lanza G, Colonna G, Pasceri V, et al. Atenolol versus amlodipine versus isosorbide–5–mononitrate on

anginal symptoms in syndrome X. Am J Cardiol, 1999, 84 (7): 854–856.

[35] Russo G, Di Franco A, Lamendola P, et al. Lack of effect of nitrates on exercise stress test results in patients with microvascular angina. Cardiovasc Drugs Ther, 2013, 27 (3): 229–234.

[36] Amsterdam E, Wenger NK, Brindis RG, et al. 2014 AHA/ACC guideline for the management of patients with non–ST–elevation acute coronary syndromes: a report of the American College of Cardiology/American Heart Association Task Force on practice guidelines. J Am Coll Cardiol, 2014, 64 (24): e139–228.

[37] Fihn S, Gardin JM, Abrams J, et al. 2012 ACCF/AHA/ACP/AATS/PCNA/SCAI/STS guideline for the diagnosis and management of patients with stable ischemic heart disease: a report of the American College of Cardiology Foundation/American Heart Association Task Force on practice guidelines, and the American College of Physicians, American Association for Thoracic Surgery, Preventive Cardiovascular Nurses Association, Society for Cardiovascular Angiography and Interventions, and Society of Thoracic Surgeons. J Am Coll Cardiol, 2012, 60 (24): e44–e164.

[38] Ozçelik F, Altun A, Ozbay G. Antianginal and anti–ischemic effects of nisoldipine and ramipril in patients with syndrome X. Clin Cardiol, 1999, 22 (5): 361–365.

[39] Kaski J, Rosano G, Gavrielides S, et al.

Effects of angiotensin-converting enzyme inhibition on exercise-induced angina and ST segment depression in patients with microvascular angina. J Am Coll Cardiol, 1994, 23 (3): 652-657.

[40] Pauly D, Johnson BD, Anderson RD, et al. In women with symptoms of cardiac ischemia, nonobstructive coronary arteries, and microvascular dysfunction, angiotensin-converting enzyme inhibition is associated with improved microvascular function: A double-blind randomized study from the National Heart, Lung and Blood Institute Women's Ischemia Syndrome Evaluation (WISE). Am Heart J, 2011, 162 (4): 678-684.

[41] Chen J, Hsu NW, Wu TC, et al. Long-term angiotensin-converting enzyme inhibition reduces plasma asymmetric dimethylarginine and improves endothelial nitric oxide bioavailability and coronary microvascular function in patients with syndrome X. Am J Cardiol, 2002, 90 (9): 974-982.

[42] Fragasso G, Chierchia SL, Pizzetti G, et al. Impaired left ventricular filling dynamics in patients with angina and angiographically normal coronary arteries: effect of beta adrenergic blockade. Heart, 1997, 77 (1): 32-39.

[43] Romeo F, Gaspardone A, Ciavolella M, et al. Verapamil versus acebutolol for syndrome X. Am J Cardiol. 1988, 62 (4): 312-313.

[44] Ferrini D, Bugiardini R, Galvani M, et al. Opposing effects of propranolol and diltiazem on the

angina threshold during an exercise test in patients with syndrome X. G Ital Cardiol, 1986, 16 (3): 224–231.

[45] Togni M, Vigorito F, Windecker S, et al. Does the beta–blocker nebivolol increase coronary flow reserve? Cardiovasc Drugs Ther, 2007, 21 (2): 99–108.

[46] Hung O, Molony D, Corban MT, et al. Comprehensive Assessment of Coronary Plaque Progression With Advanced Intravascular Imaging, Physiological Measures, and Wall Shear Stress: A pilot double–blinded randomized controlled clinical trial of nebivolol versus atenolol in nonobstructive coronary artery disease. J Am Heart Assoc, 2016, 5 (1): e002764.

[47] Lüscher T, Pieper M, Tendera M, et al. A randomized placebo–controlled study on the effect of nifedipine on coronary endothelial function and plaque formation in patients with coronary artery disease: the ENCORE Ⅱ study. Eur Heart J, 2009, 30 (13): 1590–1597.

[48] Cannon R, Watson RM, Rosing DR, et al. Efficacy of calcium channel blocker therapy for angina pectoris resulting from small–vessel coronary artery disease and abnormal vasodilator reserve. Am J Cardiol, 1985, 56 (4): 242–246.

[49] Lindqvist M, Kahan T, Melcher A, et al. Long–term calcium antagonist treatment of human hypertension with mibefradil or amlodipine increases sympathetic nerve activity. J Hypertens, 2007, 25 (1): 169–175.

[50] Bugiardini R, Borghi A, Biagetti L, et al. Comparison of verapamil versus propranolol therapy in

syndrome X. Am J Cardiol, 1989, 63 (5): 286–290.

[51] Sütsch G, Oechslin E, Mayer I, et al. Effect of diltiazem on coronary flow reserve in patients with microvascular angina. Int J Cardiol, 1995, 52 (2): 135–143.

[52] Li L, Gu Y, Liu T, et al. A randomized, single–center double–blinded trial on the effects of diltiazem sustained–release capsules in patients with coronary slow flow phenomenon at 6–month follow–up. PLoS One, 2012, 7 (6): e38851.

[53]Lerman A, Suwaidi JA, Velianou JL. L–arginine: a novel therapy for coronary artery disease ? Expert Opin Investig Drugs, 1999, 8 (11): 1785–1793.

[54] Clarkson P, Adams MR, Powe AJ, et al. Oral L–arginine improves endothelium–dependent dilation in hypercholesterolemic young adults. J Clin Invest, 1996, 97 (8): 1989–1994.

[55] Lerman A, Burnett JC Jr, Higano ST, et al. Long–term L–arginine supplementation improves small–vessel coronary endothelial function in humans. Circulation, 1998, 97 (21): 2123–2128.

[56] Palloshi A, Fragasso G, Piatti P, et al. Effect of oral L–arginine on blood pressure and symptoms and endothelial function in patients with systemic hypertension, positive exercise tests, and normal coronary arteries. Am J Cardiol, 2004, 93 (7): 933–935.

[57] Egashira K, Hirooka Y, Kuga T, et al. Effects of L–arginine supplementation on endothelium–dependent coronary vasodilation in patients with angina

pectoris and normal coronary arteriograms. Circulation, 1996, 94 (2): 130–134.

[58] Rayner-Hartley E, Sedlak T. Ranolazine: a contemporary review. J Am Heart Assoc, 2016, 5 (3): e003196.

[59] Villano A, Di Franco A, Nerla R, et al. Effects of ivabradine and ranolazine in patients with microvascular angina pectoris. Am J Cardiol, 2013, 112 (1): 8–13.

[60] Mehta P, Goykhman P, Thomson LE, et al. Ranolazine improves angina in women with evidence of myocardial ischemia but no obstructive coronary artery disease. JACC Cardiovasc Imaging, 2011, 4 (5): 514–522.

[61] Tagliamonte E, Rigo F, Cirillo T, et al. Effects of ranolazine on noninvasive coronary flow reserve in patients with myocardial ischemia but without obstructive coronary artery disease. Echocardiography, 2015, 32 (3): 516–521.

[62] Bairey Merz CN, Handberg EM, Shufelt CL, et al. A randomized, placebo-controlled trial of late Na current inhibition (ranolazine) in coronary microvascular dysfunction (CMD): impact on angina and myocardial perfusion reserve. Eur Heart J, 2016, 37 (19): 1504–1513.

[63] Arora R, Chou TM, Jain D, et al. The multicenter study of enhanced external counterpulsation (MUST-EECP): effect of EECP on exercise-induced myocardial ischemia and anginal episodes. J Am Coll Cardiol, 1999, 33 (7): 1833–1840.

[64] Shechter M, Matetzky S, Feinberg MS, et al. External counterpulsation therapy improves endothelial function in patients with refractory angina pectoris. J Am Coll Cardiol, 2003, 42 (12): 2090–2095.

[65] Berry RB, Budhiraja R, Gottlieb DJ, et al. Rules for scoring respiratory events in sleep: update of the 2007 AASM Manual for the scoring of sleep and associated events. Deliberations of the sleep apnea definitions task force of the American academy of sleep medicine. J Clin Sleep Med, 2012, 8 (5): 597–619.

[66] Cowie MR, Woehrle H, Wegscheider K, et al. Adaptive servo–ventilation for central sleep apnea in systolic heart failure. N Engl J Med, 2015, 373 (12): 1095–1105.

[67] Hoyos CM, Melehan KL, Liu PY, et al. Does obstructive sleep apnea cause endothelial dysfunction? A critical review of the literature. Sleep Med Rev, 2015, 20: 15–26.

[68] Mansukhani MP, Wang S, Somers VK. Sleep, death, and the heart. Am J Physiol Heart Circ Physiol, 2015, 309 (5): H739–749.

[69] Patil SP, Ayappa IA, Caples SM, et al. Treatment of adult obstructive sleep apnea with positive airway pressure: an American academy of sleep medicine systematic review, meta–analysis, and GRADE assessment. J Clin Sleep Med, 2019, 15 (2): 301–334.

[70] Patil SP, Ayappa IA, Caples SM, et al. Treatment of adult obstructive sleep apnea with positive

airway pressure: an American academy of sleep medicine clinical practice guideline. J Clin Sleep Med, 2019, 15 (2): 335-343.

[71] Peppard PE, Young T, Barnet JH, et al. Increased prevalence of sleep-disordered breathing in adults. Am J Epidemiol, 2013, 177 (9): 1006-1014.

[72] Somers VK, White DP, Amin R, et al. Sleep apnea and cardiovascular disease: an American Heart Association/American College of Cardiology Foundation scientific statement from the American Heart Association council for high blood pressure research professional education committee, council on clinical cardiology, stroke council, and council on cardiovascular nursing. In collaboration with the national heart, lung, and blood institute national center on sleep disorders research (National Institutes of Health). Circulation, 2008, 118 (10): 1080-1111.

[73] Arbab-Zadeh A. Coronary atheroma burden is the main determinant of patient outcome: but how much detail is needed? Circ Cardiovasc Imaging, 2018, 11 (7): e007992.

[74] Chistiakov DA, Orekhov AN, Bobryshev YV. Links between atherosclerotic and periodontal disease. Exp Mol Pathol, 2016, 100 (1): 220-235.

[75] Golia E, Limongelli G, Natale F, et al. Inflammation and cardiovascular disease: from pathogenesis to therapeutic target. Curr Atheroscler Rep, 2014, 16 (9): 435.

[76] Huang CY, Shih CM, Tsao NW, et al. The GroEL protein of porphyromonas gingivalis regulates atherogenic phenomena in endothelial cells mediated by upregulating toll-like receptor 4 expression. Am J Transl Res, 2016, 8 (2): 384–404.

[77] Dahiya P, Kamal R, Gupta R, et al. Reactive oxygen species in periodontitis. J Indian Soc Periodontol, 2013, 17 (4): 411–416.

[78] Loperena R, Harrison DG. Oxidative stress and hypertensive diseases. Med Clin North Am, 2017, 101 (1): 169–193.

[79] Montezano AC, Touyz RM. Reactive oxygen species, vascular Noxs, and hypertension: focus on translational and clinical research. Antioxid Redox Signal, 2014, 20 (1): 164–182.

[80] Pejcic A, Kesic LJ, Milasin J. C-reactive protein as a systemic marker of inflammation in periodontitis. Eur J Clin Microbiol Infect Dis, 2011, 30 (3): 407–414.

[81] 徐佳，余周庆，彭治凯，等 . 牙周非手术治疗对慢性牙周炎患者内皮功能和动脉僵硬度的影响 . 口腔医学研究，2017，33（12）：1332–1335.

[82] Elter JR, Hinderliter AL, Offenbacher S, et al. The effects of periodontal therapy on vascular endothelial function: a pilot trial. Am Heart J, 2006, 151 (1): 47.

[83] 常春荣，潘亚萍，钟慧敏，等 . 牙周非手术治疗对冠心病伴牙周炎患者血清白细胞介素 6 及高敏 C 反应蛋白的影响 . 口腔医学研究，2013，29（3）：244–247.

[84] Liccardo D, Cannavo A, Spagnuolo G, et al. Periodontal disease: a risk factor for diabetes and cardiovascular disease. Int J Mol Sci, 2019, 20 (6): 1414.

[85] Steptoe A, Kivimaki M. Stress and cardiovascular disease: an update on current knowledge. Annu Rev Public Health, 2013, 34: 337–354.

[86] Rosengren A, Hawken S, Ounpuu S, et al. Association of psychosocial risk factors with risk of acute myocardial infarction in 11119 cases and 13648 controls from 52 countries (the INTERHEART study): case-control study. Lancet, 2004, 364 (9438): 953–962.

[87] Bhattacharyya MR, Steptoe A. Emotional triggers of acute coronary syndromes: strength of evidence, biological processes, and clinical implications. Prog Cardiovasc Dis, 2007, 49 (5): 353–365.

[88] Mostofsky E, Maclure M, Sherwood JB, et al. Risk of acute myocardial infarction after the death of a significant person in one's life: the determinants of myocardial infarction onset study. Circulation, 2012, 125 (3): 491–496.

[89] Mostofsky E, Maclure M, Tofler GH, et al. Relation of outbursts of anger and risk of acute myocardial infarction. Am J Cardiol, 2013, 112 (3): 343–348.

[90] Holmes SD, Krantz DS, Rogers H, et al. Mental stress and coronary artery disease: a multidisciplinary guide. Prog Cardiovasc Dis, 2006, 49 (2): 106–122.

[91] Strike PC, Steptoe A. Systematic review of mental stress-induced myocardial ischaemia. Eur Heart

J, 2003, 24 (8): 690–703.

[92] Blumenthal JA, Jiang W, Waugh RA, et al. Mental stress–induced ischemia in the laboratory and ambulatory ischemia during daily life. Association and hemodynamic features. Circulation, 1995, 92 (8): 2102–2108.

[93] Pimple P, Shah AJ, Rooks C, et al. Angina and mental stress–induced myocardial ischemia. J Psychosom Res, 2015, 78 (5): 433–437.

[94] Jain D, Burg M, Soufer R, et al. Prognostic implications of mental stress–induced silent left ventricular dysfunction in patients with stable angina pectoris. Am J Cardiol, 1995, 76 (1): 31–35.

[95] Jiang W, Babyak M, Krantz DS, et al. Mental stress—induced myocardial ischemia and cardiac events. JAMA, 1996, 275 (21): 1651–1656.

[96] Sheps SD, McMahon RP, Becker L, et al. Mental stress–induced ischemia and all–cause mortality in patients with coronary artery disease: results from the psychophysiological investigations of myocardial ischemia study. Circulation, 2002, 105 (15): 1780–1784.

[97] Jiang W, Rooks C, Ramadan R, et al. Meta–analysis of mental stress–induced myocardial ischemia and subsequent cardiac events in patients with coronary artery disease. Am J Cardiol, 2014, 114 (2): 187–192.

[98] Guthold R, Stevens GA, Riley LM, et al. Worldwide trends in insufficient physical activity from 2001 to 2016: a pooled analysis of 358 population–based surveys with 1. 9 million participants. Lancet Glob

Health, 2018, 6 (10): e1077–e1086.

［99］Cairney J, Dudley D, Kwan M, et al. Physical literacy, physical activity and health: toward an evidence–informed conceptual model. Sports Med, 2019, 49 (3): 371–383.

［100］Holler P, Jaunig J, Amort FM, et al. Holistic physical exercise training improves physical literacy among physically inactive adults: a pilot intervention study. BMC Public Health, 2019, 19 (1): 393.

［101］Kim SW, Park WY, Jhon M, et al. Physical health literacy and health–related behaviors in patients with psychosis. Clin Psychopharmacol Neurosci, 2019, 17 (2): 279–287.

［102］McGregor G, Nichols S, Hamborg T, et al. High–intensity interval training versus moderate–intensity steady–state training in UK cardiac rehabilitation programmes (HIIT or MISS UK): study protocol for a multicentre randomised controlled trial and economic evaluation. BMJ Open, 2016, 6 (11): e012843.

［103］De Nardi AT, Tolves T, Lenzi TL, et al. High–intensity interval training versus continuous training on physiological and metabolic variables in prediabetes and type 2 diabetes: a meta–analysis. Diabetes Res Clin Pract, 2018, 137: 149–159.

［104］Kistler KD, Brunt EM, Clark JM, et al. Physical activity recommendations, exercise intensity, and histological severity of nonalcoholic fatty liver disease. Am J Gastroenterol, 2011, 106 (3): 460–468; quiz 469.

[105] Chekroud SR, Gueorguieva R, Zheutlin AB, et al. Association between physical exercise and mental health in 1. 2 million individuals in the USA between 2011 and 2015: a cross-sectional study. Lancet Psychiatry, 2018, 5 (9): 739–746.

[106] Berlie HD, Garwood CL. Diabetes medications related to an increased risk of falls and fall–related morbidity in the elderly. Ann Pharmacother, 2010, 44 (4): 712–717.

[107] Rojas–Fernandez C, Dadfar F, Wong A, et al. Use of fall risk increasing drugs in residents of retirement villages: a pilot study of long term care and retirement home residents in Ontario, Canada. BMC Res Notes, 2015, 8: 568.

[108] Thorell K, Ranstad K, Midlov P, et al. Is use of fall risk–increasing drugs in an elderly population associated with an increased risk of hip fracture, after adjustment for multimorbidity level: a cohort study. BMC Geriatr, 2014, 14: 131.

[109] Yafi FA, Jenkins L, Albersen M, et al. Erectile dysfunction. Nat Rev Dis Primers, 2016, 2: 16003.

[110] Hurt KJ, Sezen SF, Lagoda GF, et al. Cyclic AMP–dependent phosphorylation of neuronal nitric oxide synthase mediates penile erection. Proc Natl Acad Sci USA, 2012, 109 (41): 16624–16629.

[111] Yetik–Anacak G, Dereli MV, Sevin G, et al. Resveratrol stimulates hydrogen sulfide (H_2S) formation to relax murine corpus cavernosum. J Sex Med, 2015, 12 (10): 2004–2012.

[112] Taneja G, Sud A, Pendse N, et al. Nano-medicine and vascular endothelial dysfunction: options and delivery strategies. Cardiovasc Toxicol, 2019, 19 (1): 1–12.

[113] Diaconu CC, Manea M, Marcu DR, et al. The erectile dysfunction as a marker of cardiovascular disease: a review. Acta Cardiol, 2019: 1–7.

[114] Rodriguez JJ, Al Dashti J, Schwarz ER. Linking erectile dysfunction and coronary artery disease. Int J Impot Res, 2005, 17 Suppl 1: S12–18.

[115] Senbel AM, Helmy MM. Lead acetate may cause erectile dysfunction by modulating NO/cGMP pathway in rat corpus cavernosum. Cell Biol Toxicol, 2013, 29 (5): 355–364.

[116] Orimoloye OA, Feldman DI, Blaha MJ. Erectile dysfunction links to cardiovascular disease–defining the clinical value. Trends Cardiovasc Med, 2019, 29 (8): 458–465.

[117] Dong JY, Zhang YH, Qin LQ. Erectile dysfunction and risk of cardiovascular disease: meta-analysis of prospective cohort studies. J Am Coll Cardiol, 2011, 58 (13): 1378–1385.

[118] Zusman RM. Cardiovascular data on sildenafil citrate: introduction. Am J Cardiol, 1999, 83 (5A): 1C–2C.

[119] Esposito K, Ciotola M, Maiorino MT, et al. Circulating CD34+ KDR+ endothelial progenitor cells correlate with erectile function and endothelial function in overweight men. J Sex Med, 2009, 6 (1): 107–114.